LA VÉRITÉ
SUR LE CHOLÉRA

A LYON

AVERTISSEMENTS ET CONSEILS

Par M. T.

ex-chirurgien de la marine.

La vérité, toute la vérité, rien que la vérité.

PRIX : **25** CENTIMES.

LYON
CHANOINE, IMPRIMEUR

Place de la Charité, 18.

Décembre 1849

LA VÉRITÉ
SUR LE CHOLÉRA

A LYON.

En présence des inquiétudes qui agitent la population de notre ville depuis quelque temps, et qui chaque jour s'accroissent, non moins par les dénégations et les notes soi-disant rassurantes que certaines feuilles ont données coup sur coup, que par des rumeurs évidemment exagérées, mais toujours trop facilement acceptées, nous avons cru de notre devoir de révéler le réel état des choses, d'entrer le premier dans une voie d'austère, mais salutaire franchise. L'autorité, les organes de l'opinion n'ont pas cru devoir le faire; cela est fâcheux, mais il en est encore temps, Dieu merci.

Tout homme de sens et de bonne foi conviendra avec nous qu'un système de réticence, de mensonge, ne peut-être en pareilles conjonctures que funeste aux intérêts de la population. Que peut-il produire en effet? Deux résultats opposés et aussi dangereux l'un que l'autre : une vague et profonde épouvante, ou une trompeuse sécurité; voilà tout.

De là, chez les uns, accroissement des prédispositions morbides, par suite d'un état moral tourmenté et abattu, — insouciance absolue chez les autres, oubli des prescriptions hygiéniques, écarts de régime, excès, —

4

en un mot, tout ce qui peut concourir à livrer l'homme aux étreintes foudroyantes du fléau. Et qu'on y prenne garde ! du moment que ces premières victimes de la terreur ou de la confiance ont formé au sein d'une cité un foyer cholérique, d'où émanent des effluves morbides, circulant dans une atmosphère plus ou moins imprégnée du mystérieux principe de l'épidémie, oh ! alors, on a tout à redouter !

Voilà donc ce qu'il faut prévenir : — la formation du foyer morbide ; aviser à sa dispersion s'il existe, et c'est dans ce but que nous venons, LA VÉRITÉ à la main, rassurer les uns, avertir les autres, donner à tous de salutaires conseils. *Il est temps encore;* demain peut-être il serait déjà tard !

L'état sanitaire de Lyon est tel aujourd'hui, qu'il y aurait absurdité manifeste à nier que la ville ne soit sous l'influence d'une atmosphère épidémique, et que ce principe épidémique soit autre que le choléra ; il n'y a pas sur ce point d'illusion possible. Mais de là à ce qu'on puisse dire, dans le sens qu'attachent en général les populations épouvantés à cette assertion formidable : *le choléra est à Lyon !* il y a loin encore, et il dépend jusqu'à un certain point des mesures générales et indivi-duelles qui seront prises qu'on ne le dise pas encore pour cette fois, et que la maladie soit arrêtée dès son début et avant son explosion.

Bien des localités, Lyon surtout, ont été l'objet de théories fort ingénieuses pour la plupart, et au demeurant très-consolantes , par lesquelles on s'efforçait de prouver, en s'appuyant sur des faits constatés, la puissance réfrac-taire de ces localités vis-à-vis du principe cholérique. Faute d'explications plus satisfaisantes et en présence de la préservation singulière dont plusieurs villes ont joui, on peut admettre ces hypothèses dans une certaine mesure, mais il s'en faut bien, malheureusement qu'elles soient vraies en thèse absolue, et la puissance réfractaire ou répulsif n'a jamais existé absolument non plus, même pour Lyon. Ainsi, en 1832, parmi un assez grand nombre de cas de choléra *sporadique*, six ou sept cas de choléra, et de vrai choléra *algide* ou *asiatique*, furent constatés par les hommes de l'art. Ces cholériques, il est vrai, venaient de localités infectées, mais ils étaient arrivés en santé, leur séjour remontait déjà à un temps assez éloigné, et en admettant qu'ils eussent emporté en eux le germe de la maladie, il est permis de croire que ce germe ne se serait pas développé sans l'influence d'une atmosphère imprégnée du principe épidémique, et que ce principe planait sur Lyon, quoique son intensité fût insuffisante pour faire surgir le vrai choléra du sein de la population fixe de la cité.

Cela posé, on doit en inférer que cette puissance d'antipathie de certaines localités pour le choléra, dès-lors qu'elle n'est pas absolue, est susceptible de diminuer sous une action plus intense du principe épidémique, de disparaître même tout-à-fait, bien qu'à la longue. Telle est l'opinion que nous avons entendu émettre par les sommités médicales de Paris, et que partage en tout point la presque totalité de nos habiles praticiens des hôpitaux de Lyon. Selon eux, Lyon, bien qu'évidemment doué d'une force de résistance très-grande et sans doute suffisante pour tenir coup longtemps encore aux efforts envahissants du fléau, devrait voir cette force céder peu à peu et devenir nulle dans un temps donné.

Quelle sera la durée de cette lutte entre la force envahissante d'une part et la force résistante de l'autre?... Dieu seul le sait. Et encore tout espoir d'échapper à une catastrophe n'est-il pas perdu, si la bonté divine et les soins des hommes parviennent à prolonger ce sursis, de telle sorte qu'avant qu'il soit expiré, le fléau *asiatique* ait pu dégénérer, devenir définitivement et absolument *sporadique*, ce qu'il est permis de supposer. En effet, pourquoi le choléra ne subirait-il pas la dégénérescence à laquelle les fléaux formidables qui ravagèrent le globe dans les temps reculés, ont cédé tour-à-tour leurs caractères étranges et terribles, ces caractères que nous ne connaissons que de nom? — Pourquoi, comme eux, ne se dénaturerait-il pas au contact de notre climat, de nos mœurs, de nos maladies? — Et puis, n'est-il pas à peu près reconnu que les *virus*, ces agents mystérieux de transmission des maladies épidémiques et contagieuses, s'affaiblissent par l'inoculation, et y aurait-il absurdité à croire que la présence presque continue du principe cholérique dans nos régions, ne fasse, sur les générations actuelles et suivantes, l'effet d'une véritable *inoculation*, dont le résultat serait d'atté-nuer, d'absorber à la longue la force de ce principe?

Ce sont là, nous le savons, des hypothèses et des moins nouvelles que la matière ait suggérées, mais elles nous semblent encore les plus admissibles de toutes, et les plus logiquement déduites par analogie des faits antérieurs. Nous ne nous y arrêterons pas davantage, pas plus que sur des théories émises par des hommes de science et d'expérience du reste, sur les moyens d'arrêter le mal dans son principe vrai ou supposé. *Jam proximus ardet Ucalegon.* Occupons-nous du présent et de notre ville.

Il y a un mois et demi environ que les premiers cas de choléra se sont manifestés. Les sujets atteints étaient des étrangers sortant de localités infectées ; c'étaient des mili-taires venant de Marseille ou de Toulon, des colons re-venant d'Afrique, et un conducteur de messageries du service de Paris. Malgré des symptômes algides évidents et une terminaison constamment fâcheuse, ces accidents émurent peu l'opinion ; il n'en fut même question que dans le monde médical, qui se partagea sur ces cas. Les uns prétendirent qu'il n'y avait là-dedans rien qui fût de nature à inspirer des craintes sur l'état sanitaire de la cité. Selon eux, le germe prit dans le séjour infecté s'était développé normalement ici après avoir séjourné dans l'organisme à l'état latent et inerte, comme il aurait pu se développer partout ailleurs. Les autres, et parmi ceux-ci nous comptons les plus distingués, supposaient que l'expansion des symptômes cholériques chez ces individus, — l'existence du germe admise, — pouvait avoir été favorisée par une disposition épidémique de notre atmosphère, et que l'on pouvait s'attendre à des accidents plus significatifs. Nous allons voir comment ces appréhensions se sont trouvées jusqu'à présent justifiées.

Vers le 15 du mois dernier, trois militaires de la caserne de Perrache, occupée par le 19e de ligne, furent saisis presque simultanément des symptômes cholériques. Transportés à l'Hôpital militaire, ils succombèrent rapidement. L'autopsie ne confirma cependant pas le diagnostic d'une façon assez complète pour que les chirurgiens se prononçassent absolument pour l'affirmative. Des bruits inquiétants commencèrent néanmoins à circuler, et un certain nombre de convalescents de cet hôpital, justement alarmés, demandèrent et obtinrent de sortir.

Huit jours se passèrent ensuite sans qu'aucun accident cholérique reparût. La plupart des convalescents sortis de l'Hôpital militaire y rentrèrent.

Au bout de huit jours de nouveaux cas se manifestèrent au sein de cet hôpital. Presque en même temps des accidents de même nature se développaient dans diverses casernes, et depuis le commencement de cette recrudescence jusque aujourd'hui 6 décembre, le nombre des cholériques militaires est de 65, dont la moitié a succombé. Chez tous ces sujets, l'ensemble plus ou moins complet des symptômes cholériques a été constaté pendant la maladie et après la mort.

Ce chiffre est alarmant, nous en convenons. Il prouve d'une façon assez positive l'existence du principe épidémique dans l'atmosphère de notre ville. Toutefois, en examinant de près les faits, on demeure convaincu que le principe existant, sa part s'est trouvée trop bien faite, qu'il a eu, pour ainsi parler, trop beau jeu pour ne pas faire dans l'établissement précité la plus grande somme de mal possible.

D'abord, parmi les soldats du dehors attaqués, la plupart, la presque totalité, appartient au 19ᵉ de ligne habitant la caserne de Perrache. Or, ce régiment s'était vu affecté peu auparavant d'une diarrhée violente et tenace, et qui s'était étendue à plusieurs centaines d'individus. Il n'y a pas lieu de douter que cette affection, si éminemment prédisposante d'ailleurs, si négligée en général dans les circonstances habituelles, n'ait déterminé le développement du fléau chez des individus qui se trouvaient dans ces fâcheuses conditions.

Ensuite, l'organisation de l'Hôpital militaire de Lyon, laquelle est, du reste, la même que celle de tous les hôpitaux militaires, est la plus désastreusement propre au développement rapide des maladies épidémiques, qu'elles soient ou non contagieuses. Croirait-on en effet que malgré les réclamations, les observations les plus pressantes, les mieux fondées sur la constatation des faits, l'ordonnance ministérielle qui affecte à ces maladies une salle spéciale est encore maintenue!... Ainsi, c'est contre le gré du corps médical militaire et civil, que, de par une *ordonnance ministérielle*, justifiée on ne sait par quels motifs, les malheureux militaires frappés des premières atteintes du choléra se voient transportés dans une étroite enceinte, saturée de miasmes, remplie de moribonds, et sur la porte de laquelle ils semblent lire, comme disait naguère un de nos plus illustres praticiens-professeurs des hôpitaux, l'inscription lugubre que Dante place à l'entrée de l'enfer: *Lasciate ogni speranza voi ch' entrate!*

On comprend bien aisément que ces infortunés se croyant dévoués à une mort certaine, tombent dans une prostration morale qui favorise les ravages du mal et lui épargne pour ainsi dire la moitié de ses frais d'action pour emmener le malade. C'est là un premier et bien grand mal sans doute, mais ce n'est pas le seul. L'expérience a prouvé que la contagion cholérique existe (*), en tenant compte néanmoins de la plus ou moins grande *susceptibilité* des individus qu'elle peut atteindre, c'est-à-dire que cette contagion n'agit que sur les sujets dont la *diathèse* (disposition particulière) lui est sympathique. Or, peut-il exister des sujets plus susceptibles que ceux qui sont déjà atteints, et, en les plaçant dans un foyer de miasmes, n'est-il pas évident que leur maladie doit s'aggraver de l'absorption nécessaire de ces effluves morbides ?

Ce qui a lieu pour les êtres placés au sein du foyer cholérique, il est naturellement à craindre que ceux qui sont placés au dehors l'éprouvent aussi, suivant leurs conditions d'*éloignement* plus ou moins grand, de plus ou moins grande *susceptibilité*, et *qu'à mesure que les foyers augmenteront, la communication morbide devienne plus active et ne cesse qu'après avoir épuisé toute la susceptibilité de la loca-*

(*) Ce que nous avançons là est l'opinion, la conviction même des plus illustres médecins qui ont eu à lutter contre le fléau. M. Récamier, dans son remarquable ouvrage publié à la suite de l'invasion du choléra à Paris, cette année, l'a posé théoriquement et expérimentalement en fait. (Pages 120-142.)

lité. (Récamier.) Ce qui s'est passé à Marseille lors de la récente invasion du choléra dont nous avons été témoins, justifie exactement cette opinion. Comme ici, le choléra a commencé par se développer au sein de l'Hôpital militaire; —ici, chez des militaires antécédemment affectés de fortes diarrhées ; — à Marseille, chez des militaires revenant d'Italie, accablés de fatigues, exténués de privations et en proie aux fièvres. Pendant un certain temps, le mal resta circonscrit dans les salles de l'hôpital, puis, le foyer épidémique étant devenu plus vaste et plus intense, le fléau déborda au dehors dans le quartier circonvoisin, et de là s'irradia sur la ville et la banlieue.

La première mesure générale à prendre est donc de *faire disparaître le foyer morbide de l'Hôpital militaire,* de disséminer les cholériques en les isolant autant que possible. C'est, selon nous, le principal, le seul moyen efficace d'arrêter l'invasion du fléau à son début, et il est vraiment incroyable que l'autorité, sourde aux leçons de l'expérience, sourde aux réclamations à peu près unanimes des hommes de l'art, ne prenne sur elle d'y procéder sans délai. En l'adjurant de le faire, nous sommes non seulement l'organe de nos propres convictions , des opinions respectables que nous avons citées, mais du vœu, intuitif en quelque sorte, de la population, particulièrement de celle qui habite le voisinage de l'Hôpital militaire. Puisse-t-on n'avoir pas à se reprocher une trop longue hésitation !

Mettons en regard de ces faits ce qui se passe à l'Hôtel-Dieu. De cette comparaison ressortira d'abord l'exactitude de ce que nous venons d'avancer; de plus, l'effet doit en être relativement rassurant, puisque depuis l'apparition du principe épidémique, trois cas en tout ont été constatés dans cet hôpital.

Le premier cas est celui d'une femme (salle des 2ᵉ fem-

mes, n° 34), entrée avec tous les symptômes du choléra,
à une période avancée ; cyanose (peu prononcée cependant), paupières immobiles, diarrhée, vomissements,
pouls imperceptible, froid extrême. — Elle est morte le
même jour. L'autopsie a signalé les caractères essentiels
du choléra asiatique : matières albumineuses riziformes
dans l'intestin, particulièrement à l'extrémité inférieure ;
sang poisseux, formant des caillots friables, ecchymose
caractéristique à la partie inférieure du globe de l'œil ;
constriction excessive de la vessie, etc.

Deuxième cas : Femme qui a expiré aussitôt arrivée.
L'autopsie a révélé des caractères aussi certains que dans
le cas précédent.

Troisième cas : Homme (salle Ste-Marie, n° 41) apporté
le 4 décembre, à huit heures du matin, mort à une heure
de l'après-midi, dans les symptômes les plus intenses du
choléra algide. Même ensemble de caractères à l'autopsie.

Outre ces trois cas parfaitement établis, il y a eu encore
deux cas douteux : l'un d'une femme phthisique au dernier
degré, qui a succombé avec des vomissements et de la
diarrhée. Mais ces accidents sont assez fréquents chez les
phthisiques pour qu'on ait hésité à se prononcer sur la
présence de caractères cholériques, malgré certaines ap-
parences ; l'autre, d'un homme malade, dans la salle
St-Bruno, chez qui on avait cru voir des symptômes, et qui
s'est trouvé assez bien au bout de deux jours pour partir
de l'hôpital dans un état qui ne laisse point d'inquiétudes.

Voilà donc trois cas de cholériques civils, trois cas en
tout et pour tout, et nous pouvons affirmer, de science
certaine, qu'aucun autre accident de ce genre ne s'est
manifesté jusqu'ici dans les hôpitaux ou chez les particu-
liers. Maintenant, si nous examinons ces trois cas, nous
découvrons que les sujets atteints se trouvaient dans
les dispositions les plus favorables au développement de

la maladie, que les causes prédisposantes existaient chez eux au plus haut degré, et cela par leur faute!... Triste, mais salutaire avertissement!

Ainsi, la femme n° 1, d'ailleurs d'une santé débile, d'une constitution ruinée, habitant une ruelle humide et malsaine (*la cour des Archers*), était en proie aux ravages de la syphilis, et l'on sait aujourd'hui que cette affection ou le traitement mercuriel qui lui est propre, loin de préserver du choléra, comme on l'avait supposé d'abord, doit être considérée, surtout lorsqu'elle sévit chez un individu appauvri de forces et de santé, comme une disposition des plus fâcheuses.

La femme n° 2, morte à son arrivée, menait notoirement une vie excessivement irrégulière, et toute sa personne en portait des traces évidentes.

Enfin, l'homme n° 3, vidangeur, employé au service de l'hôpital, s'était livré la veille à un excès de boisson. Or, personne n'ignore que de toutes les malheureuses dispositions dans lesquelles l'individu exposé aux atteintes du choléra puisse se trouver, les plus terribles sont l'indigestion et l'ivresse.

Nous venons d'exposer sans détour, sans atténuation aucune l'état sanitaire de notre ville relativement à l'épidémie et depuis son apparition. Nous sommes heureux d'ajouter qu'au moment où nous écrivons ces lignes (6 décembre), les cas de choléra ont considérablement diminué en nombre et plus encore en intensité chez les militaires, et ont absolument cessé dans le civil. Tout doit donc nous faire espérer que, grâce à la force de résistance dont notre localité semble douée, corroborée par précautions générales et individuelles qui seront prises, le fléau se contentera, pour tout tribut, de l'avertissement sévère qu'il vient de nous donner.

Cet avertissement, nous n'avons pas hésité à le déclarer significatif et grave. Nous avons, en commençant, exposé nos motifs sur lesquels nous ne reviendrons pas. Il nous reste maintenant à compléter cet opuscule en rappelant à nos concitoyens la règle de conduite qui doit être tenue en d'aussi sérieuses conjonctures. Nous allons parler d'après la science et l'expérience, sans aller pourtant guère au-delà des *soins préventifs*.

On comprendra facilement pourquoi. Chacun peut se préserver, cela est incontestable ; mais, à quoi bon mettre aux mains de tous la lettre-morte de formules curatives plus ou moins efficaces, quand en présence des phénomènes inconstants et multiformes de la maladie déjà développée, l'homme de l'art a besoin de toutes ses lumières pour choisir et appliquer les remèdes ? Ne serait-ce pas, au contraire, inspirer une fausse sécurité, susceptible d'amener les plus déplorables résultats, en faisant négliger l'appel immédiat du médecin ?

Que si néanmoins certaines personnes se croyaient assez sûres d'elles-mêmes pour prendre l'initiative des secours à porter à des malades complétement cholériques, ou supposé qu'elles eussent à redouter de ne pas trouver immédiatement un médecin, nous leur recommanderions l'ouvrage déjà cité du docteur Récamier, *De la conduite à tenir pendant le Choléra* (*) comme le plus complet, le plus profond et en même temps le plus lucide qui ait été écrit dans ce but.

Nequid nimis. Point d'excès. Cet axiome des anciens doit être, en présence du choléra, la première règle d'hygiène. Tout excès amène une perturbation dans les fonctions de l'individu, et cette perturbation est, au premier chef, une cause déterminante de choléra en temps d'épidémie.

(*) Chez Savy, libraire , place Bellecour.

Par excès nous entendons :

D'abord dans l'ordre matériel : 1° l'abus des boissons alcooliques ; 2° l'abus des aliments ; 3° l'abus des plaisirs des sens ; 4° les fatigues, les travaux excessifs et portés au-delà des forces et les exercices violents.

Secondement, dans l'ordre moral : Les affections impétueuses et violentes de l'âme, les *passions*, en un mot, surexcitées d'une façon intense, et en première ligne, la colère, la terreur, l'amour.

Gardez-vous d'excès, et sur dix chances, vous en aurez par cela seul neuf pour vous.

Nous avons mis en première ligne *l'abus des boissons et des aliments*, car la perturbation des fonctions digestives, suite des excès de cette nature, est la plus fâcheuse disposition dans laquelle on puisse se trouver ; l'expérience l'a prouvé surabondamment. Du reste, les symptômes du choléra commençant, ses avant-coureurs sont les syptômes mêmes de l'indigestion ; — l'oppression de poitrine, le dégoût, la pesanteur d'estomac, les borborygmes (*gargouillement* des intestins), le mal de tête, et de plus, une faiblesse extrème. Il est donc de première importance de ne négliger aucun dérangement dans les fonctions digestives, soit qu'il résulte d'un excès, soit qu'il ait pris un développement en apparence spontané.

Ainsi, lorsqu'on sentira que la digestion se fait difficilement, il sera bon de la stimuler par une tasse de thé additionnée d'une cuillerée à soupe de rhum. Toutefois, l'ingestion trop fréquente de ce breuvage pourrait causer des accidents, tels que l'irritation du tube intestinal et la diarrhée. Nous avons vu à Marseille des personnes qui ont failli devenir victimes de cet excès de précautions, favorisé du reste par la sensualité. — Les personnes qui ont l'habitude du café devront ne pas s'en départir.

Toute diarrhée devra être soignée immédiatement par

un régime adoucissant, des grumeaux de gomme fondus dans la bouche, des lavements à l'amidon. Si elle persiste, surtout si les évacuations se font avec une violence explosive, pour ainsi dire, et avec brusque émission de gaz, il faut prendre dès-lors les plus grandes précautions et consulter le médecin.

L'intervention du médecin est urgente, si à cette diarrhée se joignent les symptômes de l'indigestion avec faiblesse particulière décrits en premier lieu. En l'attendant, on fera prendre au malade, pendant un quart d'heure environ, un bain de pied très chaud jusqu'aux chevilles, en ayant soin que l'eau reste chaude jusqu'à la fin, et que le linge à essuyer soit également chaud. Il faudra coucher ensuite le malade et lui appliquer sur le ventre un large cataplasme de farine de lin, aussi chaud que possible. Donner à boire toutes les demi-heures une tasse d'infusion de camomille ou de thé. Administrer, pour couper le dévoiement, un remède composé de sept ou huit grandes cuillerées d'eau tiède, avec deux cuillerées d'amidon ou deux jaunes d'œuf frais, délayés, le tout additionné de huit ou neuf gouttes de laudanum de Sydenham.

Nous ne saurions trop répéter que le médecin doit déjà avoir été appelé à cette période du mal, et avant que le choléra ne soit confirmé, ce qui a lieu lorsque les selles deviennent blanchâtres, que des vomissements analogues les accompagnent ou leur succèdent, et que commencent les crampes avec suspension des urines.

Comme la diarrhée peut se déclarer subitement et de nuit, on peut, pour gagner du temps, remplacer le remède quelquefois assez long à préparer, par 15 ou 16 gouttes de laudanum de Sydenham, ou 7 ou 8 de laudanum de Rousseau, sur un morceau de sucre et dans une cuillerée d'eau. Diminuer un peu la dose (de 1/5) pour un sujet faible ; davantage encore (de 2/5) pour un adolescent ; la réduire à un peu moins de la moitié pour un jeune enfant, et ainsi de suite.

L'observance de ces recommandations sera suffisante, nous en sommes convaincus, pour détourner les neuf dixièmes des chances fatales, en admettant qu'elles persistent, ce qui paraît aujourd'hui beaucoup moins à craindre. Toutefois, qu'on s'impose de ne point se départir des précautions indiquées, tant que les cas n'auront pas absolument cessé.

Nous terminons en exprimant de nouveau le vœu que l'autorité veille plus que jamais à l'exécution des mesures générales de salubrité publique, si négligées dans ces derniers temps, malgré d'énergiques représentations (*) et qu'en premier lieu, elle avise à la *dispersion du foyer cholérique de l'Hôpital militaire*, pour que cet établissement cesse d'être comme la citadelle d'où l'ennemi nous menace.

Nous l'adjurons encore de ne plus hésiter à tenir la cité au courant de son véritable état sanitaire, à suivre l'exemple des Municipalités de Paris et de Marseille qui, en présence de l'anxiété publique, n'ont pas balancé à le faire. Nous nous arrêtons enfin, confiants dans la prudence, le courage de tous et surtout dans l'infinie clémence de Dieu.

Lyon, 6 décembre 1849.

(*) Nous faisons principalement allusion au service des vidanges qui s'opère au mépris de toutes les prescriptions de salubrité.